ERFOLGREICH ABNEHMEN ALS SENIOREN-SINGLE

Mit Rezeptteil und Übungsanleitungen

E.M. Prasch

CONTENTS

ÜBER MICH

Mein Name ist Eva.

Als Seniorin habe ich mir zum Hobby gemacht, Bücher zu schreiben und Menschen in der dritten Lebensphase dabei zu unterstützen, ihr Gewicht zu reduzieren und ein gesundes Leben zu führen.

Aufgrund meiner Erfahrung habe ich festgestellt, dass Senioren-Singles oft vor besonderen Herausforderungen stehen, wenn es um das Abnehmen geht.
Es kann schwierig sein, die richtige Motivation zu finden, um gesunde Essgewohnheiten aufrechtzuerhalten und regelmäßige körperliche Aktivitäten zu integrieren. Deshalb habe ich dieses Buch geschrieben, um Dir dabei zu helfen, Deine Ziele zu erreichen und Deinen Körper in Form zu bringen.

In „Erfolgreich abnehmen als Senioren-Single" biete ich einen umfassenden Leitfaden, der auf die spezifischen Bedürfnisse und Herausforderungen für Dich zugeschnitten ist.
Ich habe teilweise bewährte Strategien zur Gewichtsreduktion, die auf wissenschaftlichen Erkenntnissen basieren und gleichzeitig einfach in den Alltag integriert werden können.

Das Buch enthält praktische Tipps zur gesunden Ernährung, zur Steigerung der körperlichen Aktivität und zur Motivation, die auch für Senioren realistisch und machbar sind.
Ich erkläre die Bedeutung einer ausgewogenen Ernährung, zeige, wie man Mahlzeiten und Einkäufe optimaler gestaltet, und gebe Anleitungen für einfache und effektive Übungen, die den Körper

stärken und gleichzeitig Gelenke und Knochen schonen.

Darüber hinaus widme ich mich auch den emotionalen und psychologischen Aspekten des Abnehmens als Senioren. Ich **ermutige Dich positive Denkmuster zu entwickeln**, Deine Selbstwahrnehmung zu stärken und Unterstützungssysteme aufzubauen, um Hindernisse zu überwinden und langfristige Erfolge zu erzielen.

Mein Ziel mit diesem Buch ist es, Dich zu ermächtigen und Dir das Wissen und die Werkzeuge zu geben, die Du benötigst, um erfolgreich abzunehmen und ein gesundes, erfülltes Leben zu führen.
Ich bin fest davon überzeugt, dass es nie zu spät ist, positive Veränderungen vorzunehmen, und ich freue mich darauf, Dich auf dieser Reise zu begleiten.
Herzlichst
Eva

ERFOLGREICH ABNEHMEN ALS SENIOREN-SINGLE

Erfolgreich abnehmen als Senioren-Single
Mit Rezeptteil und
Übungsanleitungen

meine Webseite:
https://erfolgreich-abnehmen-als-senioren-single.com/

EINLEITUNG:

Wenn Abnehmen im Alter wichtig ist:

Abnehmen für uns im Alter ist aus verschiedenen Gründen wichtig.

Zum einen hat Übergewicht oder Adipositas negative Auswirkungen auf unsere Gesundheit im Alter.

Als übergewichtige Senioren haben wir ein höheres Risiko für verschiedene Erkrankungen wie Herz-Kreislauf-Erkrankungen, Diabetes, Gelenkbeschwerden oder Krebs.

Zudem können Übergewicht und Adipositas zu einer Verschlechterung unserer körperlichen Funktionen führen und das Risiko für Stürze erhöhen.

Ein weiterer wichtiger Grund, für uns abzunehmen, ist die Erhaltung der Selbstständigkeit und Lebensqualität.

Als übergewichtige Senioren haben wir oft Schwierigkeiten, alltägliche Aufgaben wie Einkaufen oder Putzen zu erledigen oder Treppen zu steigen.

Auch Aktivitäten, die früher problemlos möglich waren, wie Spazierengehen oder Radfahren, können durch Übergewicht oder Adipositas erschwert werden.

Wenn wir dagegen unser Gewicht im gesunden Bereich halten, können wir unsere Mobilität und Selbstständigkeit im Alter länger erhalten und somit ein aktives und selbstbestimmtes Leben führen.

Neben diesen physischen Gründen kann Abnehmen im Alter auch positive Auswirkungen auf die psychische Gesundheit haben.

Wenn wir unser Gewicht reduzieren, wartet auf uns ein gesteigertes Selbstwertgefühl, mehr Energie und besserer Schlaf.

Auch das Risiko für Depressionen können wir durch Abnehmen im Alter senken.

Insgesamt gibt es also viele gute Gründe abzunehmen.

Dabei ist es wichtig, sich realistische Ziele zu setzen und eine gesunde Ernährung sowie ausreichend Bewegung in den Alltag zu integrieren.

Wenn wir im Alter fit und schlank sind, bewahren wir unsere Gesundheit und Lebensqualität lange und können ein aktives, erfülltes Leben führen.

Besondere Herausforderungen für Senioren Singles beim Abnehmen

Als Senioren Singles hast Du beim Abnehmen oft mit besonderen Herausforderungen zu kämpfen.

Im Gegensatz zu jüngeren Menschen leben wir häufig allein und müssen uns daher um alles selbst kümmern.

Das kann bedeuten, dass wir allein einkaufen und kochen, und somit auch allein entscheiden, was wir essen und wie viel wir davon zu uns nehmen.

Das kann zu Schwierigkeiten führen, wenn Du nicht daran gewöhnt bist, gesunde Mahlzeiten zu planen und zuzubereiten.

Ein weiteres Problem ist oft die Motivation.

Wenn man allein lebt, fehlt es uns manchmal an Ansporn und es fällt schwerer, uns selbst zu motivieren.

Auch das soziale Umfeld kann eine Rolle spielen:

Wer keine Freunde oder Familie hat, die einem beim Abnehmen unterstützen oder mit denen man gemeinsam sportliche Aktivitäten unternehmen kann, hat es oft schwerer, am Ball zu bleiben.

Ein weiterer Faktor ist das Alter selbst. Mit zunehmendem Alter verlangsamt sich der Stoffwechsel und der Körper benötigt weniger Energie.

Das bedeutet, dass man weniger Kalorien zu sich nehmen muss, um das Gewicht zu halten.

Zudem kann es sein, dass man durch Gelenkbeschwerden oder andere körperliche Einschränkungen nicht mehr so gut Sport treiben kann wie früher. Das kann die Gewichtsabnahme zusätzlich erschweren.

Schließlich spielt auch die Psyche eine wichtige Rolle.

Im Alter kann es schwieriger sein, alte Gewohnheiten abzulegen und neue anzunehmen.

Wer schon lange Zeit übergewichtig ist, hat oft auch mit Selbstzweifeln und negativen Gedanken zu kämpfen. Eine positive Einstellung und ein gesundes Selbstbild können jedoch helfen, den Abnehmprozess erfolgreich zu gestalten.

Insgesamt gibt es also verschiedene Herausforderungen, für uns Senioren Singles, die uns beim Abnehmen begegnen können.

Wichtig ist es, sich dieser Herausforderungen bewusst zu sein und Strategien zu entwickeln, um sie zu überwinden.

Dazu gehören unter anderem die Suche nach Unterstützung, das Erlernen gesunder Ernährung und Bewegung sowie die Pflege einer positiven Einstellung.

Wer diese Faktoren berücksichtigt, kann auch im Alter erfolgreich abnehmen und ein gesünderes Leben führen.

Ziel des Buches

Das Ziel dieses Buches ist es, Dir dabei zu helfen, erfolgreich abzunehmen und ein gesünderes Leben zu führen.

Dabei soll auf die besonderen Herausforderungen und Bedürfnisse von Dir eingegangen werden.

Das Buch bietet Dir praktische Tipps und Ratschläge zur gesunden Ernährung, Bewegung und Motivation im Alter.

Ein weiteres Ziel ist es, Dich dabei zu unterstützen, Deine Selbständigkeit und Lebensqualität zu erhalten.

Übergewicht und Adipositas können dazu führen, dass Du Deine körperliche und geistige Leistungsfähigkeit verlierst und im Alltag eingeschränkt bist.

Durch eine gesunde Ernährung und ausreichend Bewegung kannst Du das Risiko für Erkrankungen und Einschränkungen verringern.

Das Buch soll Dir helfen, Dich zu motivieren und zu inspirieren.

Es soll zeigen, dass Abnehmen im Alter möglich ist und dass es sich lohnt, sich um seine Gesundheit und Lebensqualität zu kümmern.

Auch soll es Dir helfen, eine positive Einstellung zum Abnehmen und zu Dir selbst zu entwickeln.

Insgesamt soll das Buch dazu beitragen, dass Du ein gesundes und erfülltes Leben führen kannst.

Es soll Dir helfen, Deine Ziele zu erreichen und Deine

E.M. PRASCH

Selbstständigkeit und Lebensqualität im Alter zu erhalten.

II. DIE GRUNDLAGEN DES ABNEHMENS

Wie funktioniert Gewichtsverlust

Gewichtsverlust funktioniert im Grunde genommen durch ein simples Prinzip:

Man muss mehr Kalorien verbrauchen, als man zu sich nimmt.

Wenn der Körper mehr Energie verbraucht als er über die Nahrung aufnimmt, greift er auf die in den Fettzellen gespeicherten Reserven zurück und baut diese ab.

Das führt zu einem Verlust an Körperfett und somit auch zu Gewichtsverlust.

Um dieses Prinzip umzusetzen, gibt es verschiedene Ansätze:

Eine Möglichkeit ist, die **Kalorienaufnahme zu reduzieren**, indem man weniger isst oder kalorienreiche Lebensmittel durch gesündere Alternativen ersetzt.

Eine andere Möglichkeit ist, den Kalorienverbrauch zu erhöhen, indem man sich mehr bewegt oder Sport treibt.

Eine Kombination aus beiden Ansätzen ist oft am effektivsten.

Es ist es wichtig, daß Du nicht zu schnell abzunimmst und den Körper nicht zu stark belastest.

Ein allzu schneller Gewichtsverlust kann zu einem Jojo-Effekt führen, bei dem Du am Ende der Diät wieder zunimmst.

Auch eine zu starke Reduktion der Kalorienaufnahme kann Deinen Körper in einen Hungermodus versetzen, bei dem Dein Stoffwechsel verlangsamt wird und Dein Körper weniger Kalorien verbrennt.

Damit Du einen gesunden Gewichtsverlust erreichst, ist es wichtig, sich realistische Ziele zu setzen und sich an eine ausgewogene Ernährung und ausreichend Bewegung zu halten.

Mit langfristigen Veränderungen im Lebensstil erreichst Du mehr als kurzfristige Diäten.

Zusammenfassend funktioniert Gewichtsverlust durch ein Kaloriendefizit, das Du entweder durch eine Reduktion der Kalorienaufnahme oder durch eine Erhöhung des Kalorienverbrauchs erreichst.

Wichtig ist dabei ein realistischer und langfristiger Ansatz, um einen gesunden und nachhaltigen Gewichtsverlust zu erreichen.

Wie viel sollte man abnehmen

Die Frage, wie viel man abnehmen sollte, hängt von verschiedenen Faktoren ab,

wie dem aktuellen Gewicht,

dem Body-Mass-Index (BMI) und

dem Gesundheitszustand.

Generell wird empfohlen, daß Du nicht mehr als 1 bis maximal 2kg pro Woche abnimmst, um einen gesunden und langfristigen Gewichtsverlust zu erreichen.

Als grobe Richtlinie kann man den BMI nutzen, um herauszufinden, ob man im gesunden Bereich liegt oder übergewichtig ist.

Ein BMI zwischen 18,5 und 24,9 gilt als normal, ein BMI zwischen 25 und 29,9 als übergewichtig und ein BMI über 30 als adipös.

Wenn Du einen **BMI von über 25** hast, kannst davon ausgehen, das ein Gewichtsverlust von 5-10% Deines Körpergewichts positive Auswirkungen auf Deine Gesundheit hat.

Bei einem Körpergewicht von 100 Kilogramm wären das beispielsweise 5-10 Kilogramm Gewichtsverlust.

Es ist jedoch wichtig zu betonen, dass Gewichtsverlust nicht für jeden Menschen gleichbedeutend ist mit einem besseren Gesundheitszustand.

Menschen mit einem normalen BMI, die sich gesund und ausgewogen ernähren und regelmäßig sportlich aktiv sind, haben oft keinen Grund, abzunehmen.

Stattdessen sollte der Fokus darauf liegen, gesunde Gewohnheiten zu pflegen und den Körper fit und vital zu halten.

Wichtig ist es jedoch, nicht ausschließlich auf das Gewicht zu achten, sondern auch auf eine gesunde Ernährung und ausreichend Bewegung zu setzen.

Wie schnell sollte man abnehmen

Beim Abnehmen sollte man nicht zu schnell vorgehen, da ein allzu schneller Gewichtsverlust negative Auswirkungen auf den Körper haben kann.

Eine Reduktion von mehr als 1-2kg pro Woche wird als zu schnell angesehen und kann zu einer Beeinträchtigung der Gesundheit und des Wohlbefindens führen.

Ein **zu schneller Gewichtsverlust** kann beispielsweise zu einem

Mangel an Nährstoffen führen, da der Körper nicht ausreichend Zeit hat, sich an die veränderte Ernährung anzupassen.

Zudem besteht die Gefahr eines Jojo-Effekts, bei dem man nach Ende der Diät wieder zunimmt.

Auch eine zu starke Reduktion der Kalorienaufnahme kann den Körper in einen Hungermodus versetzen, bei dem der Stoffwechsel verlangsamt wird und der Körper weniger Kalorien verbrennt.

Als grobe Richtlinie gilt, dass Du nicht mehr als 1-2kg pro Woche abnehmen solltest.

Das bedeutet, dass Du ein Kaloriendefizit von 500-1000 Kalorien pro Tag erreichen solltest.

Dies kannst Du beispielsweise durch eine Kombination aus gesunder Ernährung und ausreichend Bewegung erreichen.

Langfristige Veränderungen im Lebensstil sind effektiver als kurzfristige Diäten und tragen dazu bei, dass Du auch langfristig ein gesundes Gewicht halten kannst.

Wie vermeidet man den Jojo-Effekt

Der Jojo-Effekt ist ein häufiges Problem beim Abnehmen, bei dem Du nach Ende der Diät wieder zunimmst. Um den Jojo-Effekt zu vermeiden, gibt es verschiedene Strategien, die Du anwenden kannst.

Eine wichtige Strategie ist es, nicht zu schnell abzunehmen.

Ein allzu schneller Gewichtsverlust kann den Körper in einen Hungermodus versetzen, bei dem Du den Stoffwechsel verlangsamst und Dein Körper weniger Kalorien verbrennt.

Das kann dazu führen, dass Du nach Ende der Diät wieder

zunimmst. Stattdessen solltest Du Dir realistische Ziele setzt und darauf achtest, langsam und nachhaltig abzunehmen.

Ein weiterer wichtiger Faktor ist die Ernährung. Um den Jojo-Effekt zu vermeiden, solltest Du Dich nicht einseitig ernähren oder extrem kalorienreduziert.

Stattdessen solltest Du auf eine ausgewogene Ernährung setzen, die alle wichtigen Nährstoffe enthält.

Dabei solltest Du auch darauf achten, dass Du ausreichend Eiweiß und Ballaststoffe zu Dir nimmst, die den Stoffwechsel ankurbeln und Dich lange satt halten.

Auch regelmäßige Bewegung kann dazu beitragen, den Jojo-Effekt zu vermeiden.

Durch Sport und Bewegung kannst Du den Stoffwechsel ankurbeln und den Körper dazu anregen, Fett zu verbrennen. Zudem kanns Du mit Bewegung dazu beitragen, dass Du auch nach Ende der Diät aktiv und sportlich bleibst und somit ein gesundes Gewicht halten kannst.

Schließlich ist es wichtig, eine positive Einstellung zum Abnehmen und zu Dir selbst zu entwickeln.

Wenn Du Dich selbst unter Druck setzt oder Dich zu stark einschränkst, läufst Du Gefahr, in alte Verhaltensmuster zurückzufallen.

 Stattdessen solltest Du Dich selbst ermutigen und Dir bewusst machen, dass Abnehmen ein Prozess ist, der Zeit und Geduld erfordert.

Zusammenfassend gibt es verschiedene Strategien, um den Jojo-Effekt zu vermeiden. Wichtig sind ein langsamer und nachhaltiger Gewichtsverlust, eine ausgewogene Ernährung, regelmäßige Bewegung und eine positive Einstellung zum Abnehmen.

Wenn Du diese Faktoren berücksichtigst, wirst Du erfolgreich abnehmen und Dein Gewicht langfristig halten.

*Gesunde Ernährungstipps
für Senioren Singles*

Eine gesunde Ernährung ist ein wichtiger Faktor beim Abnehmen, besonders auch für uns Senioren.

Da wir oft allein leben und uns um ihre Ernährung selbst kümmern müssen, ist es umso wichtiger, gesunde Ernährungsgewohnheiten zu pflegen.

Hier sind einige Ernährungstipps für Dich, die Dir dabei helfen können, erfolgreich abzunehmen und gesund zu bleiben:

1. **Auf eine ausgewogene Ernährung achten:** Eine ausgewogene Ernährung sollte ausreichend Proteine, Kohlenhydrate und Fette enthalten. Es ist wichtig, alle wichtigen Nährstoffe zu Dir zu nehmen, um deinen Körper gesund zu erhalten.

2. **Kleine Mahlzeiten über den Tag verteilt:** Statt drei großen Mahlzeiten am Tag solltest Du versuchen, mehrere kleinere Mahlzeiten über den Tag zu verteilen. Das hilft Dir dabei, den Stoffwechsel anzukurbeln und den Blutzuckerspiegel stabil zu halten.

3. Viel Obst und Gemüse: Obst und Gemüse enthalten viele wichtige Nährstoffe und Ballaststoffe, die den Körper gesund halten. Du solltest versuchen, **täglich mindestens fünf Portionen Obst und Gemüse** zu essen.

4. Auf verarbeitete Lebensmittel verzichten: Verarbeitete Lebensmittel enthalten oft **viel Zucker, Salz und Fett.** Du solltest versuchen, auf verarbeitete Lebensmittel zu verzichten und stattdessen frische Lebensmittel zu kaufen und selbst zu kochen.

5. **Ausreichend trinken:** Du solltest darauf achten, ausreichend zu trinken, um den Körper mit ausreichend Flüssigkeit zu versorgen. Empfohlen sind etwa 1,5 bis 2 Liter

Wasser oder ungesüßte Tees pro Tag.

6. **Weniger Salz und Zucker:** Salz und Zucker sollten in deiner Ernährung reduziert werden, um das Risiko für Erkrankungen wie Diabetes, Bluthochdruck und Herzkrankheiten zu verringern.

7. **Auf Alkohol und Nikotin verzichten:** Alkohol und Nikotin können negative Auswirkungen auf die Gesundheit haben. Du solltest darauf achten, Deinen Alkohol- und Nikotinkonsum zu reduzieren oder ganz darauf zu verzichten.

Zusammenfassend gibt es viele gesunde Ernährungstipps für für Dich, die Dir dabei helfen, erfolgreich abzunehmen und gesund zu bleiben.

Wichtig ist es, auf eine ausgewogene Ernährung zu achten, auf verarbeitete Lebensmittel zu verzichten, viel Obst und Gemüse zu essen, ausreichend zu trinken und auf Salz, Zucker, Alkohol und Nikotin zu verzichten oder deren Konsum zu reduzieren.

Wie man sich satt isst und trotzdem abnimmt

Viele Menschen denken, dass Abnehmen mit Hungergefühlen und Verzicht auf leckere Mahlzeiten einhergeht. Doch das muss nicht sein!

Es gibt einige Tricks, mit denen Du Dich sich satt isst und trotzdem abnimmst.

Hier sind einige Tipps:

1. **Viel Wasser trinken:** Wasser füllt den Magen und sorgt dafür, dass man sich schneller satt fühlt. Außerdem hilft es, Giftstoffe aus dem Körper zu spülen und den Stoffwechsel

anzukurbeln.

2. **Ballaststoffreiche Lebensmittel** essen: Ballaststoffreiche Lebensmittel wie Vollkornprodukte, Obst und Gemüse füllen den Magen und halten lange satt. Sie sind außerdem gesund und liefern wichtige Nährstoffe.

3. Auf **Eiweiß** achten: Eiweißreiche Lebensmittel wie Fisch, Fleisch, Eier oder Hülsenfrüchte sind ebenfalls sättigend und helfen Dir dabei, den Muskelaufbau zu fördern. Muskeln verbrennen mehr Kalorien als Fett und tragen somit dazu bei, dass Du schneller abnimmst.

4. **Langsam essen**: Wer langsam isst, kaut gründlicher und signalisiert dem Körper schneller, dass er satt ist. Außerdem kann man das Essen mehr genießen und bewusster wahrnehmen.

5. **Auf Fett und Zucker verzichten**: Fett- und zuckerreiche Lebensmittel enthalten viele Kalorien und machen nicht lange satt. Du solltest darauf achten, solche Lebensmittel zu reduzieren oder **ganz darauf zu verzichten**.

6. **Kleine Portionen essen**: Wenn Du mehrere kleine Mahlzeiten über den Tag verteilt isst, statt wenige große Mahlzeiten, kannst Du ebenfalls schneller satt werden und **Deinen Stoffwechsel ankurbeln**.

7. **Bewegung in den Alltag integrieren**: Regelmäßige Bewegung kann dazu beitragen, den Stoffwechsel anzukurbeln und Kalorien zu verbrennen. Auch ein kurzer Spaziergang nach dem Essen kann dazu beitragen, dass Du schneller satt bist.

Zusammenfassend gibt es einige Tricks, mit denen man sich satt isst und trotzdem abnimmt.

Wichtig ist es, auf eine ausgewogene Ernährung zu achten, **viel Wasser zu trinken**, ballaststoffreiche und eiweißreiche Lebensmittel zu essen, langsam zu essen, auf Fett und Zucker zu verzichten, kleine Portionen zu essen und regelmäßig Sport oder Bewegung in den Alltag zu integrieren.

Mit diesen Tipps kannst Du gesund und nachhaltig abnehmen, ohne dabei auf leckere Mahlzeiten verzichten zu müssen.

Wie man gesunde Mahlzeiten plant und zubereitet

Eine gesunde Ernährung ist ein wichtiger Faktor beim Abnehmen. Hier sind einige Tipps, wie Du gesunde Mahlzeiten planen und zubereiten kannst:

1. **Einkaufsliste** erstellen: Bevor Du einkaufen gehst, solltest Du eine Einkaufsliste erstellen. Dadurch vermeidest Du unnötige Lebensmittel zu kaufen und stellst sicher, dass Du alle Zutaten für gesunde Mahlzeiten im Haus hast.

2. Auf **saisonale und regionale Lebensmittel** achten: Saisonale und regionale Lebensmittel sind oft frischer und enthalten mehr Nährstoffe als importierte Produkte. Du solltest versuchen, auf solche Produkte zu setzen.

3. **Mahlzeiten im Voraus planen**: Es ist hilfreich, Mahlzeiten im Voraus zu planen und vorzubereiten. Dadurch sparst Du Zeit und vermeidest, spontan ungesunde Mahlzeiten zu essen.

4. **Abwechslungsreiche Mahlzeiten:** Abwechslung in der Ernährung ist wichtig, um alle wichtigen Nährstoffe zu Dir zu nehmen. Du solltest versuchen, abwechslungsreiche Mahlzeiten zu planen und auszuprobieren.

5. **Gesunde Fette verwenden:** Gesunde Fette wie Olivenöl, Avocado oder Nüsse sind wichtig für eine gesunde Ernährung. Sie liefern wichtige Nährstoffe und machen Mahlzeiten sättigender.

6. Auf eine **ausgewogene Mahlzeit achten**: Eine ausgewogene

Mahlzeit sollte Proteine, Kohlenhydrate und gesunde Fette enthalten. Du solltest versuchen, alle wichtigen Nährstoffe in einer Mahlzeit zu kombinieren.

7. **Selbst kochen:** Selbst kochen ist oft gesünder und preiswerter als Essen gehen oder Fertigprodukte zu kaufen. Du solltest versuchen, selbst zu kochen und gesunde Mahlzeiten vorzubereiten.

Zusammenfassend gibt es einige Tipps, wie Du gesunde Mahlzeiten planen und zubereiten kannst.

Wichtig ist es, eine Einkaufsliste zu erstellen, auf saisonale und regionale Lebensmittel zu achten, Mahlzeiten im Voraus zu planen und abwechslungsreiche und ausgewogene Mahlzeiten zu kreieren.

Gesunde Fette und selbst kochen sind ebenfalls wichtige Faktoren für eine gesunde Ernährung.

IV. BEWEGUNG UND SPORT IM ALTER

Warum Bewegung wichtig ist:

Bewegung ist ein wichtiger Faktor für die Gesundheit und das Wohlbefinden, besonders im Alter.

Hier sind einige Gründe, warum Bewegung so wichtig ist:

1. **Verbesserung der körperlichen Fitness:** Regelmäßige Bewegung verbessert die körperliche Fitness, stärkt das Herz-Kreislauf-System und erhöht die Ausdauer. Wenn Du regelmäßig Sport treibst, bist Du in der Regel fitter und gesünder als Personen, die sich wenig bewegen.
2. **Stärkung der Muskulatur:** Durch **gezieltes Krafttraining** kann die Muskulatur gestärkt werden. Das ist besonders wichtig im Alter, um das Risiko für Stürze und Verletzungen zu reduzieren.
3. **Vorbeugung von Krankheiten:** Regelmäßige Bewegung kann dazu beitragen, das Risiko für verschiedene Krankheiten zu reduzieren, wie zum Beispiel Diabetes, Bluthochdruck, Osteoporose oder Herz-Kreislauf-Erkrankungen.
4. **Verbesserung der geistigen Gesundheit:** Bewegung trägt auch zur geistigen Gesundheit bei. Sie kann dazu beitragen,

Stress abzubauen, die Stimmung zu verbessern und das Selbstbewusstsein zu stärken.

5. **Erhöhung des Energielevels:** Wer sich regelmäßig bewegt, fühlt sich oft energiegeladener und leistungsfähiger. Das kann dazu beitragen, dass Du auch im Alltag aktiver bist und Dich besser fühlst.

6. **Verbesserung der Schlafqualität:** Regelmäßige Bewegung kann auch dazu beitragen, die Schlafqualität zu verbessern. Wenn Du Dich regelmäßig bewegst, schläfst Du besser und fühlst Dich am nächsten Tag ausgeruhter.

Zusammenfassend ist Bewegung ein wichtiger Faktor für die Gesundheit und das Wohlbefinden, besonders auch im Alter.

Sie verbessert die körperliche Fitness, stärkt die Muskulatur, beugt Krankheiten vor, trägt zur geistigen Gesundheit bei, erhöht das Energielevel und verbessert die Schlafqualität. Du solltest versuchen, regelmäßige Bewegung in Deinen Alltag zu integrieren, um gesund und fit zu bleiben.

Geeignete Sportarten für Dich:

Es gibt viele Sportarten, die sich besonders für uns Senioren eignen.
Hier sind einige Beispiele:

1. **Nordic Walking:** Nordic Walking ist eine gelenkschonende Sportart, die sich besonders für Dich eignet. Dabei wird der ganze Körper trainiert und die Ausdauer verbessert.

2. **Schwimmen:** Schwimmen ist eine sehr schonende Sportart für die Gelenke und eignet sich daher besonders für Dich. Dabei werden viele Muskeln im Körper trainiert und die Ausdauer verbessert.

3. **Radfahren:** Radfahren ist eine weitere gelenkschonende Sportart, die sich gut für Dich eignet. Dabei werden

insbesondere die Beinmuskeln trainiert und die Ausdauer verbessert.

4. **Yoga:** Yoga ist eine Sportart, die Körper und Geist in Einklang bringt. Dabei werden Flexibilität, Kraft und Balance trainiert. Yoga ist besonders gut geeignet, um Stress abzubauen und die Entspannung zu fördern.

5. **Wandern:** Wandern ist eine Sportart, die sich gut für Dich eignet, da sie flexibel gestaltet werden kann. Dabei wird die Ausdauer verbessert und gleichzeitig die Natur genossen.

6. **Tanzen:** Tanzen ist nicht nur eine Sportart, sondern auch eine soziale Aktivität. Dabei werden Koordination, Gleichgewicht und Ausdauer trainiert und gleichzeitig der Spaßfaktor erhöht.

7. **Gymnastik:** Gymnastik ist eine Sportart, die sich besonders für Dich eignet, da sie sehr flexibel gestaltet werden kann. Dabei werden Kraft, Flexibilität und Ausdauer trainiert und die Gesundheit gefördert.

Zusammenfassend gibt es viele Sportarten, die sich für Dich eignen. Wichtig ist, eine Sportart zu wählen, die den eigenen körperlichen Fähigkeiten entspricht und Spaß macht. Sport kann dazu beitragen, die körperliche und geistige Gesundheit zu verbessern, das Selbstbewusstsein zu stärken und neue soziale Kontakte zu knüpfen.

Wie man regelmäßig Sport treibt

Regelmäßiger Sport ist wichtig für die Gesundheit und das Wohlbefinden, besonders auch im Alter. Hier sind einige

Tipps, wie man regelmäßig Sport treiben kann:

1. Einen **Trainingsplan erstellen:** Ein Trainingsplan hilft Dir dabei, Dich regelmäßig zu bewegen und motiviert Dich zu bleiben. Dabei solltest Du realistische Ziele setzen und den Plan nach und nach steigern.

2. Einen **Trainingspartner suchen:** Ein Trainingspartner

kann motivieren und das Training abwechslungsreicher gestalten. Du solltest versuchen, jemanden zu finden, mit dem Du gemeinsam Sport treiben kannst.

3. **Sport in den Alltag integrieren:** Sport kannst Du auch im Alltag integrieren. Zum Beispiel kannst Du öfter zu Fuß gehen oder das Fahrrad benutzen. Auch Gartenarbeit oder Hausarbeiten kannst Du als Sporteinheit zählen.

4. **Kleine Ziele setzen:** Es ist wichtig, Dir kleine Ziele zu setzen, um Erfolge zu sehen und motiviert zu bleiben. Zum Beispiel kannst Du Dir vornehmen, eine bestimmte Anzahl von Schritten pro Tag zu gehen oder eine bestimmte Strecke zu laufen.

5. **Sport zur Routine machen:** Sport sollte zur Routine werden, damit Du Dich daran gewöhnst und ihn regelmäßig auszuführst. Zum Beispiel kannst Du Dir vornehmen, immer am gleichen Tag und zur gleichen Uhrzeit Sport zu treiben.

6. **Motivation finden:** Motivation ist der Schlüssel zum Erfolg beim Sport. Du solltest Dich immer wieder daran erinnern, warum Du Sport treiben möchtest und welche Ziele Du erreichen willst.

7. **Abwechslungsreiches Training:** Abwechslungsreiches Training hilft dabei, motiviert zu bleiben und keine Langeweile aufkommen zu lassen. Du solltest verschiedene Sportarten ausprobieren und das Training immer wieder variieren.

Zusammenfassend gibt es einige Tipps, wie Du regelmäßig Sport treibst.

Wichtig ist es, einen Trainingsplan zu erstellen, einen Trainingspartner zu suchen, Sport in den Alltag zu integrieren, kleine Ziele zu setzen, Sport zur Routine zu machen, Motivation zu finden und abwechslungsreiches Training zu betreiben.

Regelmäßiger Sport kann Dir helfen, die körperliche und geistige Gesundheit zu verbessern, das Selbstbewusstsein zu stärken und neue soziale Kontakte zu knüpfen.

Es ist nie zu spät, mit Sport anzufangen und Du solltest Dich immer an den eigenen Möglichkeiten und Bedürfnissen orientieren.

Wie man Bewegung in den Alltag integriert

Bewegung ist wichtig für die Gesundheit und das Wohlbefinden, aber es kann schwierig sein, regelmäßig Sport zu treiben. Hier sind einige Tipps, wie man Bewegung in den Alltag integrieren kann:

1. **Zu Fuß gehen oder Fahrrad fahren:** Wenn möglich, solltest Du öfter zu Fuß gehen oder das Fahrrad benutzen anstatt das Auto oder öffentliche Verkehrsmittel zu nehmen. Dadurch wirst Du automatisch mehr Bewegung in den Alltag integrieren.

2. **Treppensteigen:** Statt den Aufzug zu nehmen, solltest Du öfter die Treppe benutzen. Das ist eine einfache Möglichkeit, mehr Bewegung in deinen Alltag zu integrieren und deine Fitness zu verbessern.

3. **Gartenarbeit oder Hausarbeit:** Auch Gartenarbeit oder Hausarbeit können eine Form der Bewegung sein. Mähen, Unkraut jäten, Staubsaugen oder Wäsche aufhängen sind Beispiele für Aktivitäten, die die Fitness verbessern.

4. **Pause machen:** Wen Du den ganzen Tag am Schreibtisch sitzt, solltest Du öfter Pausen einlegen und Dich bewegen. Eine kurze Runde um den Block, auch mit dem Hund oder

ein paar Dehnübungen können schon helfen, den Kreislauf in Schwung zu bringen.

5. **Spaziergänge:** Spaziergänge sind eine einfache und effektive Möglichkeit, Bewegung in den Alltag zu integrieren. Eine kurze Runde um den Block oder ein längerer Spaziergang im Park können schon helfen, die Fitness zu verbessern.

6. **Sport mit Freunden:** Sport mit Freunden macht oft mehr Spaß und kann dazu beitragen, sich regelmäßig zu bewegen. Eine Runde Golf oder Tennis, ein Gruppentraining im Fitnessstudio oder eine Fahrradtour sind Beispiele für Aktivitäten, die Du gemeinsam ausgeführen kannst.

7. **Zeitplan erstellen:** Es kann hilfreich sein, Dir einen Zeitplan zu erstellen, um regelmäßige Bewegung in den Alltag zu integrieren. Zum Beispiel kannst Du Dir vornehmen, jeden zweiten Tag eine halbe Stunde spazieren zu gehen oder zweimal in der Woche eine Sportart auszuüben.

Zusammenfassend gibt es viele Möglichkeiten, Bewegung in den Alltag zu integrieren.

Wichtig ist, eine Form der Bewegung zu wählen, **die Spaß macht** und den eigenen Bedürfnissen entspricht.

Durch regelmäßige Bewegung kann die körperliche und geistige Gesundheit verbessert werden, das Selbstbewusstsein gestärkt und neue soziale Kontakte geknüpft werden.

V. ABNEHMEN IM ALLTAG

Wie man gesund einkauft

Gesundes Einkaufen ist ein wichtiger Teil eines gesunden Lebensstils. Hier sind einige Tipps, wie man gesund einkauft:

1. **Einkaufsliste:** Eine Einkaufsliste hilft dabei, gezielt und planvoll einzukaufen. Dadurch wird vermieden, dass Du unnötige oder ungesunde Lebensmittel kaufst.
2. **Saisonales und regionales Obst und Gemüse:** Saisonales und regionales Obst und Gemüse ist frischer, enthält mehr Nährstoffe und ist oft preisgünstiger als importierte Ware. Außerdem unterstützt Du damit die lokale Landwirtschaft.
3. **Vollkornprodukte:** Vollkornprodukte sind reich an Ballaststoffen und Nährstoffen und sättigen länger als Produkte aus weißem Mehl. Beim Kauf von Brot, Nudeln und Reis solltest Du daher Vollkornprodukte bevorzugen.
4. **Fettarme Milchprodukte:** Fettarme Milchprodukte enthalten weniger gesättigte Fettsäuren und Kalorien als Produkte mit hohem Fettgehalt. Beim Kauf von Milch, Joghurt und Käse solltest Du daher fettarme Varianten wählen.
5. **Fisch:** Fisch enthält viele Omega-3-Fettsäuren, die sich positiv auf deine Gesundheit auswirken. Beim Kauf von

Fisch solltest Du darauf achten, dass er aus nachhaltigem Fang stammt.

6. **Zucker- und fettreduzierte Lebensmittel:** Zucker- und fettreduzierte Lebensmittel sind oft kalorienärmer und daher gesünder. Beim Kauf von Süßigkeiten, Chips und anderen Snacks solltest Du daher darauf achten, dass Du fett- und zuckerreduzierten Varianten erhältst.

7. **Auf das Haltbarkeitsdatum achten:** Verfallsdaten sollten beachtet werden, um verdorbene Lebensmittel zu vermeiden. Am besten legst Du die älteren Produkte nach vorne und die neueren Produktenach hinten.

Zusammenfassend gibt es viele Möglichkeiten, gesund zu kaufen.

Wichtig ist, gezielt einzukaufen, auf saisonale und regionale Produkte zu achten, Vollkornprodukte, fettarme Milchprodukte und Fisch zu bevorzugen, zucker- und fettreduzierte Lebensmittel zu wählen und auf das Haltbarkeitsdatum zu achten.

Durch eine gesunde Ernährung kannst Du Deine körperliche und geistige Gesundheit verbessern und das Risiko für viele Krankheiten reduzieren.

Wie man gesund isst, wenn man allein zuhause ist:

Allein zu Hause zu sein kann eine Herausforderung sein, wenn es darum geht, sich gesund zu ernähren.

Hier sind einige Tipps, wie Du gesund isst, wenn Du allein zu Hause bist:

1. **Vorrat an gesunden Lebensmitteln:** Stelle sicher, dass Du immer gesunde Lebensmittel im Haus hast. Dazu gehören Obst, Gemüse, Vollkornprodukte, fettarme Milchprodukte und Proteine wie Hühnchen oder Fisch.

2. **Mahlzeitenplanung:** Plane Deine Mahlzeiten im Voraus, um sicherzustellen, dass Du eine ausgewogene Ernährung erhälst. Überlege, welche Mahlzeiten Du in der Woche kochen möchtest und welche Zutaten Du dafür benötigst.

3. **Kleinere Portionen:** Wenn man allein isst, neigt man dazu, größere Portionen zu essen als notwendig. Teile Deine Mahlzeiten in kleinere Portionen und achte auf Dein Sättigungsgefühl.

4. **Kochen für eine Person:** Wenn Du allein isst, musst Du nicht immer eine große Mahlzeit kochen. Es gibt viele Rezepte für eine Person (siehe meine Bücherliste!), die schnell und einfach zubereitet werden können.

5. **Gesunde Snacks:** Habe gesunde Snacks zur Hand, wie zum Beispiel Gemüsesticks mit Hummus, Obst, Nüsse oder Joghurt. Vermeide ungesunde Snacks wie Chips oder Süßigkeiten.

6. **Keine Ablenkungen:** Esse nicht vor dem Fernseher oder Computer, sondern konzentriere Dich auf Deine Mahlzeit. Dadurch wird man bewusster essen und das Sättigungsgefühl besser wahrnehmen.

7. **Essensreste aufbewahren:** Wenn Du allein kochst, hast Du manchmal Essensreste übrig. Bewahre diese auf und verwende sie für andere Mahlzeiten oder als Snack.

Zusammenfassend gibt es viele Möglichkeiten, gesund zu essen, wenn Du allein zu Hause bist.

Wichtig ist, eine ausgewogene Ernährung zu planen, kleinere Portionen zu essen, gesunde Snacks zur Hand zu haben und sich auf die Mahlzeit zu konzentrieren.

Durch eine gesunde Ernährung kannst Du Deine körperliche und geistige Gesundheit verbessern und das Risiko für viele Krankheiten reduzieren.

Wie man Versuchungen widersteht

Versuchungen widerstehen kann eine Herausforderung sein, wenn man versucht, abzunehmen. Hier sind einige Tipps, wie man Versuchungen widerstehen kann:

1. **Ablenkung:** Wenn Du versuchst, einer Versuchung zu widerstehen, kann es hilfreich sein, Dich abzulenken. Zum Beispiel kannst Du eine kurze Runde spazieren gehen oder Dich mit Deinem Hobby beschäftigen.

2. **Gesunde Snacks zur Hand haben:** Wenn Du gesunde Snacks zur Hand hast, wie zum Beispiel Obst, Gemüse oder Nüsse, wirst Du eher zu diesen greifen als zu ungesunden Snacks.

3. **Sich bewusst machen, warum man abnehmen möchte:** Sich bewusst zu machen, warum Du abnehmen möchtest und welche Ziele Du erreichen möchtest, kann Dir helfen, Dich zu motivieren und Versuchungen zu widerstehen.

4. **Nicht hungrig einkaufen gehen:** Wenn Du hungrig einkaufen gehst, neigst Du dazu, ungesunde Lebensmittel zu kaufen. Daher solltest Du vor dem Einkaufen eine Mahlzeit oder einen gesunden Snack zu Dir zu nehmen.

5. **Sich nicht selbst betrügen:** Sich selbst zu betrügen, indem Du Dir sagst, dass ein kleines Stück Kuchen oder ein paar Chips nicht schaden würden, kann dazu führen, dass Du Dich der Versuchung hingibst. Stattdessen solltest Du Dich daran erinnern, warum Du abnehmen möchtest und konsequent bleibst.

6. **Langsam essen:** Langsam zu essen und jeden Bissen zu genießen, kann Dir helfen, das Sättigungsgefühl besser wahrzunehmen und das Überessen zu vermeiden.

7. **Unterstützung suchen:** Unterstützung von Freunden, Familie oder einem Ernährungsberater kann Dir helfen, motiviert zu bleiben und Versuchungen zu widerstehen.

Zusammenfassend gibt es viele Möglichkeiten, Versuchungen zu widerstehen.

Wichtig ist, sich abzulenken, gesunde Snacks zur Hand zu haben, sich bewusst zu machen, warum man abnehmen möchte, nicht hungrig einkaufen zu gehen, sich nicht selbst zu betrügen, langsam zu essen und Unterstützung zu suchen. Durch konsequentes Widerstehen von Versuchungen kannst Du Deine Ziele erreichen und eine gesunde Lebensweise erreichen.

Wie man gesellige Anlässe genießt, ohne übermäßig zu essen:

Gesellige Anlässe wie Partys oder Restaurantbesuche können eine Herausforderung sein, wenn Du versuchst, abzunehmen. Hier sind einige Tipps, wie Du gesellige Anlässe genießen kannst, ohne übermäßig zu essen:

1. **Im Voraus planen:** Informiere Dich über das Menü oder das Buffet im Voraus und plane, welche Gerichte Du wählen möchtest. Entscheide Dch für gesunde Optionen wie Gemüse oder fettarme Proteine.

2. **Langsam essen:** Esse langsam und genieße jeden Bissen. Dadurch wird Dir das Essen besser schmecken und Du das Sättigungsgefühl besser wahrnehmen.

3. **Gesunde Vorspeisen wählen:** Wähle gesunde Vorspeisen

wie Salate oder Suppen, um das Hungergefühl zu reduzieren.

4. **Alkohol in Maßen:** Alkohol kann dazu führen, dass Du mehr isst als notwendig. Trinke Alkohol in Maßen oder entscheide Dich für alkoholfreie Getränke.

5. **Gespräche und Aktivitäten:** Konzentriere Dich auf die Gespräche und Aktivitäten auf der Party oder im Restaurant, anstatt nur auf das Essen. Dadurch wirst Du weniger geneigt sein, übermäßig zu essen.

6. **Kleine Portionen:** Wenn es viele verschiedene Gerichte gibt, wähle kleine Portionen von jedem, um eine Vielfalt an Geschmacksrichtungen zu genießen.

7. **Teilen:** Teile eine Mahlzeit oder eine Vorspeise mit einem Freund oder Partner, um die Portionen zu reduzieren.

Zusammenfassend gibt es viele Möglichkeiten, gesellige Anlässe zu genießen, ohne übermäßig zu essen.

Wichtig ist, im Voraus zu planen, langsam zu essen, gesunde Vorspeisen zu wählen, Alkohol in Maßen zu trinken, sich auf Gespräche und Aktivitäten zu konzentrieren, kleine Portionen zu wählen und Mahlzeiten zu teilen.

Durch konsequentes Umsetzen dieser Tipps kann man auch in geselligen Situationen eine gesunde Lebensweise aufrechterhalten.

VI. ABNEHMEN MIT UNTERSTÜTZUNG

Wie man sich motiviert:

Sich motiviert zu halten, kann eine Herausforderung sein, wenn Du versuchst, abzunehmen.

Hier sind einige Tipps, wie Du Dich motivierst:

1. **Setze Dir realistische Ziele:** Setze Dir realistische Ziele, die erreichbar sind und die Dir helfen, motiviert zu bleiben.
2. **Belohnungen:** Belohne Dich für Deine Erfolge. Dies kann ein neues Kleidungsstück oder ein kleiner Urlaub sein.
3. **Visualisierung:** Stelle dir vor, wie Du aussiehst und fühlen wirst, wenn Du Deine Ziele erreicht hast.
4. **Unterstützung:** Suche Dir Unterstützung von Freunden, Familie oder einem Ernährungsberater. Es ist einfacher, motiviert zu bleiben, wenn Du von anderen unterstützt wirst.
5. **Positive Gedanken:** Denke positiv und glaube an Dich. Sage Dir immer wieder, dass Du Deine Ziele erreichen wirst.
6. **Abwechslung:** Verändere Deine Routine und probiereneue Dinge aus, um Abwechslung zu schaffen und motiviert zu bleiben.
7. **Erfolge feiern:** Feiere Deine Erfolge, auch kleine

Erfolge wie eine gesunde Mahlzeit oder eine erfolgreiche Trainingseinheit.

8. **Erinnerungen:** Erinnere Dich daran, warum Du abnehmen möchtest und wie es sich anfühlen wird, wenn Du Deine Ziele erreicht hast.

9. **Tagebuch führen:** Führen ein Tagebuch, um Deine Erfolge und Fortschritte zu dokumentieren. So kannst Du Dich immer wieder daran erinnern, was Du erreicht hast.

Zusammenfassend gibt es viele Möglichkeiten, dass Du Dich motiviert hälst.

Wichtig ist, dass Du Dir realistische Ziele zu setzt, Dich belohnst, Dir positive Gedanken machst, Unterstützung suchst, Abwechslung schaffst, Erfolge feierst, Dich erinnerst, warum Du abnehmen möchtest, ein Tagebuch zu führen und Dich auf die Fortschritte konzentrierst.

Durch konsequentes Umsetzen dieser Tipps kannst Du motiviert bleiben und Deine Ziele erreichen.

Wo man Unterstützung findet:

Unterstützung zu finden, kann eine wichtige Rolle spielen, wennDu versuchst, abzunehmen.

Hier sind einige Tipps, wie man U nterstützung finden kann:

1. **Freunde und Familie:** Sprich mit Freunden und Familie über Deine Ziele und bitte sie um ihre Unterstützung. Vielleicht können sie sich Dir anschließen oder Dir bei der

Zubereitung von Mahlzeiten helfen.

2. **Online-Communities:** Suche nach Online-Communities oder Gruppen, die Dich mit dem Thema Abnehmen beschäftigen. Dort kannst Du Dich mit anderen austauschen und euch gegenseitig motivieren.

3. **Sportpartner:** Suche nach einem Sportpartner oder einer Sportpartnerin, um regelmäßig Sport zu treiben. So könnt Ihr Euch gegenseitig motivieren und es macht mehr Spaß.

4. **Ernährungsberater:** Ein Ernährungsberater kann Dir dabei helfen, einen individuellen Ernährungsplan zu erstellen und Dich auf Deinem Weg zum Abnehmen unterstützen.

5. **Fitnessstudio:** Besuche ein Fitnessstudio oder eine Sporteinrichtung, um Gleichgesinnte zu treffen und an Kursen teilzunehmen.

6. **Selbsthilfegruppen:** Es gibt auch Selbsthilfegruppen für Menschen, die versuchen, abzunehmen. Dort kannst Du Dich mit anderen austauschen und ihr euch gegenseitig unterstützen.

7. **Bücher und Zeitschriften:** Lese Bücher und Zeitschriften über das Thema Abnehmen, um Dich zu informieren und motivieren zu lassen.

Zusammenfassend gibt es viele Möglichkeiten, Unterstützung zu finden, wenn man versucht, abzunehmen.

Wichtig ist, sich umzusehen und nach Gleichgesinnten zu suchen, sei es online, in der Familie oder im Freundeskreis, bei einem Ernährungsberater oder in Selbsthilfegruppen.

Durch Unterstützung kannst Du motiviert bleiben und Deine Ziele erreichen.

Wo man sich professionelle Hilfe holt

Wenn man Schwierigkeiten hat, allein abzunehmen, kann es hilfreich sein, professionelle Hilfe in Anspruch zu nehmen. Hier sind einige Tipps, wie Du Dir professionelle Hilfe holst:

1. **Ernährungsberater:** Ein Ernährungsberater kann Dir helfen, einen individuellen Ernährungsplan zu erstellen und Dich auf Deinem Weg zum Abnehmen unterstützen.
2. **Personal Trainer:** Ein Personal Trainer kann Dir dabei helfen, ein individuelles Trainingsprogramm zu erstellen und Dich bei der Umsetzung unterstützen.
3. **Psychologe:** Wenn Du Schwierigkeiten hast, das Essverhalten zu ändern, kannDir ein Psychologe helfen, die Gründe für das Verhalten zu verstehen und Du kannst neue Strategien entwickeln.
4. **Arzt:** Ein Arzt kann Ihnen helfen, einen Überblick über Deine Gesundheit zu bekommen und eventuelle gesundheitliche Probleme zu identifizieren.
5. **Gruppentherapie:** Es gibt auch Gruppentherapien für Menschen, die versuchen, abzunehmen. Dort kann man sich mit anderen austauschen und gegenseitig unterstützen.
6. **Rehabilitationszentren:** In Rehabilitationszentren gibt es Programme für Menschen, die Probleme mit dem Essverhalten haben und Hilfe benötigen, um gesunde Verhaltensmuster zu entwickeln.
7. **Online-Coaching:** Es gibt auch Online-Coaching-Programme, die individuell auf die Bedürfnisse des Einzelnen zugeschnitten sind und Hilfe bei der Umsetzung des Abnehm-Programms bieten.

Zusammenfassend gibt es viele Möglichkeiten, professionelle Hilfe in Anspruch zu nehmen, wenn man Schwierigkeiten hat, allein abzunehmen.

Wichtig ist, sich umzusehen und nach geeigneten Experten oder Programmen zu suchen, sei es ein Ernährungsberater, ein

Personal Trainer, ein Psychologe, ein Arzt, eine Gruppentherapie, ein Rehabilitationszentrum oder ein Online-Coaching-Programm.

Durch professionelle Hilfe kannst Du Deine Ziele erreichen und eine gesunde Lebensweise erreichen.

VII. SCHLUSSWORT

*Zusammenfassung der
wichtigsten Tipps:*

Hier sind die wichtigsten Tipps zum Abnehmenfür Dich:

- Setze Dir realistische Ziele und belohne Dich für Erfolge.
- Konzentriere Dich auf gesunde Ernährung und plane Deine Mahlzeiten im Voraus.
- Iss langsam und höre auf Dein Sättigungsgefühl.
- Suche nach geeigneten Sportarten und integriere die Bewegung in Deinen Alltag.
- Finde Unterstützung von Freunden, Familie oder professionellen Experten.
- Vermeide Versuchungen und genieße gesellige Anlässe in Maßen.
- Bleibe motiviert, indem Du Dir positive Gedanken machst und Deine Erfolge feierst.

Zusammenfassend geht es beim Abnehmen darum, Dass Du eine gesunde Lebensweise entwickelst und durch eine ausgewogene Ernährung und regelmäßige Bewegung langfristig Gewicht verlierest.
Es ist wichtig, Unterstützung zu finden und motiviert zu bleiben, indem Du Dir realistische Ziele setzt und Dich selbst belohnst.
Durch das Umsetzen dieser Tipps kannst Du erfolgreich

abnehmen und eine gesunde Lebensweise aufrechterhalten.

Ausblick auf ein schlankes und gesundes Leben im Alter:

Ein schlankes und gesundes Leben im Alter kann viele Vorteile haben. Hier sind einige Ausblicke auf ein solches Leben:

- **Gesundheitliche Vorteile:** Durch eine gesunde Ernährung und regelmäßige Bewegung kannst Du das Risiko von chronischen Krankheiten wie Diabetes oder Herzerkrankungen reduzieren.
- **Mehr Energie:** Durch den Gewichtsverlust und die körperliche Aktivität kannst Du Dich energiegeladener fühlen und den Tag mit mehr Elan angehen.
- **Bessere Lebensqualität:** Ein schlankes und gesundes Leben kann zu einer verbesserten Lebensqualität beitragen, da Du körperlich und geistig fit bleibst und Dich wohler fühlst.
- **Soziale Vorteile:** Durch den Gewichtsverlust und die körperliche Aktivität kannst Du auch neue soziale Kontakte knüpfen und an gesellschaftlichen Aktivitäten teilnehmen.
- **Selbstbewusstsein:** Durch das Abnehmen und die Verbesserung der Gesundheit kannst Du auch ein gestärktes Selbstbewusstsein entwickeln und Dich besser in Deiner Haut fühlen.
- **Länger leben:** Studien haben gezeigt, dass ein gesunder Lebensstil zu einem längeren Leben beiträgt.

Zusammenfassend kann ein schlankes und gesundes Leben im Alter zu vielen Vorteilen führen, wie einer verbesserten Gesundheit, mehr Energie, besserer Lebensqualität, sozialen Vorteilen, gestärktem Selbstbewusstsein und einem längeren Leben.

Es lohnt sich also, sich um eine gesunde Lebensweise zu bemühen und das Abnehmen als Seniorensingle als Chance zu nutzen, um eine positive Veränderung im Leben zu bewirken.

VIII. ANHANG

Rezepte für gesunde Mahlzeiten:

Eine ausgewogene Ernährung ist ein wichtiger Faktor beim Abnehmen als Senioren Single. Hier sind einige gesunde und leckere Rezepte, die Sie ausprobieren können:

1. **Gebratener Lachs mit Gemüse:** Brate eine Portion Lachsfilet in einer Pfanne mit etwas Olivenöl an. Serviere ihn mit gedünstetem Gemüse wie Brokkoli, Karotten und Zucchini.

2. **Hähnchen-Kichererbsen-Salat:** Koche eine Portion Hähnchenbrust und schneide sie in kleine Stücke. Mische sie mit Kichererbsen, Tomaten, Gurken und einem Dressing aus Olivenöl, Zitronensaft und Gewürzen.

3. **Quinoa-Spinat-Salat:** Koche eine Portion Quinoa und mische ihn mit frischem Spinat, Avocado, Mandeln und einem Dressing aus Olivenöl, Zitronensaft und Gewürzen.

4. **Gemüsepfanne mit Hähnchen:** Brate eine Portion Hähnchenbrust in einer Pfanne mit etwas Olivenöl an. Fügen dann gedünstetes Gemüse wie Paprika, Zucchini und Pilze hinzu und serviere es mit braunem Reis oder Quinoa.

5. **Brokkoli-Suppe:** Koche eine Portion Brokkoli in Gemüsebrühe und püriere ihn dann mit einem Schuss Milch oder Sahne. Würze die Suppe mit Salz und Pfeffer und serviere sie mit einer Scheibe Vollkornbrot.

Diese Rezepte sind einfach zuzubereiten, schmackhaft und nahrhaft. Sie enthalten eine gute Mischung aus Proteinen,

Kohlenhydraten und Gemüse, die Dir helfen, Dich satt zu fühlen und das Abnehmen unterstützen.

Übungsanleitungen für Zuhause

Sportliche Aktivitäten sind ein wichtiger Bestandteil des Abnehmens.

Hier sind einige Übungsanleitungen, die Sie zuhause ausführen können:

1. **Kniebeugen:** Stehe mit den Füßen schulterbreit auseinander und senke Deine Hüfte, bis Deine Oberschenkel parallel zum Boden sind. Drücke Dich dann wieder hoch und wiederhole die Übung für 10-15 x.
2. **Ausfallschritte:** Stehe mit einem Fuß vorwärts und senke Deine Hüfte, bis Dein Knie einen rechten Winkel bildet. Drücke Dich dann wieder hoch und wiederhole die Übung für 10-15 x pro Bein.
3. **Kniebeugen mit Stuhl:** Halte Dich an einem Stuhl fest und senke Deine Hüfte, bis Deine Oberschenkel parallel zum Boden sind. Drücke Dich dann wieder hoch und wiederholen die Übung für 10-15 x.
4. **Armkreisen:** Stehe aufrecht und halte Deine Arme gerade ausgestreckt auf Schulterhöhe. Kreise Deine Arme langsam und kontrolliere für 10-15 x in jede Richtung.
5. **Seilspringen:** Nimm ein Springseil und springe für 1-2 Minuten langsam und kontrolliert. Erhöhe allmählich das Tempo und springe für weitere 1-2 Minuten.

Diese Übungen sind einfach und können zuhause ohne zusätzliche Ausrüstung ausgeführt werden.

Sie sind effektiv, um die Muskulatur zu stärken und die Ausdauer zu verbessern. Es ist wichtig, langsam zu beginnen und sich allmählich zu steigern, um Verletzungen zu vermeiden.

Konsultiere vor Beginn eines neuen Trainingsprogramms einen Arzt, um sicherzustellen, dass Sie gesundheitlich dazu in der Lage sind.

Ich wünsche Dir viel Erfolg und Freude beim Abnehmen!

meine Webseite:
https://erfolgreich-abnehmen-als-senioren-single.com/

www.ingramcontent.com/pod-product-compliance
Lightning Source LLC
Chambersburg PA
CBHW051715250726
48653CB00007B/3037